AF467169

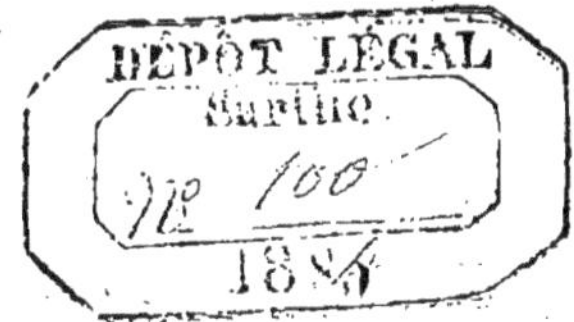

LA LOCOMOBILITÉ
INTRA-CRANIENNE
DU CERVEAU

Devant l'Académie de Médecine

PAR

LE DOCTEUR JULES LUYS

Membre de l'Académie de Médecine, médecin de la Salpêtrière

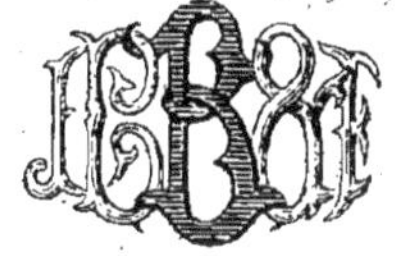

PARIS
LIBRAIRIE J.-B. BAILLIÈRE ET FILS
19, rue Hautefeuille, près le boulevard Saint-Germain

1884

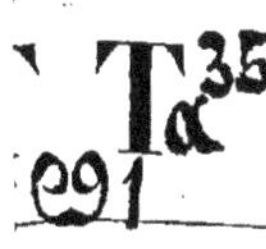

LA LOCOMOBILITÉ
INTRA-CRANIENNE
DU CERVEAU

Devant l'Académie de Médecine

PAR

LE DOCTEUR JULES LUYS

Membre de l'Académie de Médecine, médecin de la Salpêtrière

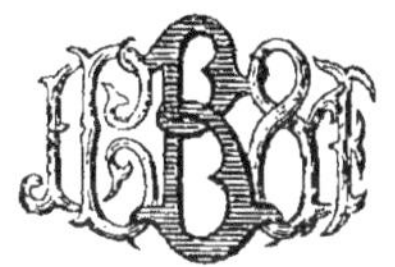

PARIS

LIBRAIRIE J.-B. BAILLIÈRE ET FILS

19, rue Hautefeuille, près le boulevard Saint-Germain

1884

LA LOCOMOBILITÉ INTA-CRANIENNE

DU CERVEAU

DEVANT L'ACADÉMIE DE MÉDECINE

Par le Dr J. LUYS

La question de la locomobilitô du cerveau, suivant les diffèrentes attitudes de la tète, a eu la bonne fortune, dans ces derniers temps, de donner quelque animation aux séances de l'Académie de médecine, et d'y susciter des controverses plus ou moins passionnées.

Un grand nombre de membres ont successivement pris la parole, mais, il faut bien le dire, moins pour éclairer la question en litige par des recherches originales que pour donner essor à leurs idées personnelles, plus ou moins étrangères à l'objet de la discussion. De ce conflit d'opinions multiples il est résulté une certaine confusion qui n'a pas été sans influence sur la prolongation insolite des débats.

Je n'ai pas l'intention d'offrir aux lecteurs de l'*Encéphale* le compte rendu détaillé des séances de l'Académie sur ce point. Je me bornerai à être l'historien aussi impartial que possible des critiques plus ou moins fondées qui ont été adressées à mon Mémoire (1) par des membres de l'enseignement officiel ayant, par leur situation et leurs travaux qualité pour parler et se faire écouter, MM. le professeurs Béclard et Sappey.

Je cite seulement ces noms autorisés auxquels j'aime

(1) Voy. l'*Encéphale*, 1884.

à adjoindre celui de M. le professeur Colin (d'Alfort), dont l'appui inattendu a donné à mes recherches la consécration si puissante de la physiologie expérimentale.

Je passerai donc volontiers sous silence les communications des autres membres de l'Académie comme étant en dehors de la question principale, et comme n'ayant pas apporté d'arguments nouveaux au sujet en discussion.

C'est M. le professeur Béclard qui a tout d'abord commencé l'attaque.

Dans une très lucide et très magistrale exposition, l'éloquent professeur de physiologie, sortant tout d'abord du sujet controversé, pour donner sans doute plus d'ampleur au débat, a exposé devant un auditoire attentif l'historique de la question des mouvements du cerveau, dans ses rapports avec les mouvements respiratoires et les pulsations artérielles. — Il a rajeuni son sujet du récit des expériences faites à l'aide de l'appareil de Mosso et des différents appareils polygraphiques, qui permettent d'obtenir des tracés fidèles des différences de volume que la pulpe cérébrale est susceptible de présenter à l'état physiologique. — Puis, poursuivant son discours, M. Béclard a successivement mis en relief les rapports de la cavité crânienne avec la cavité rachidienne, — l'extensibilité des ligaments jaunes, les trous de conjugaison des nerfs rachidiens qu'il compare très ingénieusement aux fontanelles cérébrales, et il a fortement insisté sur les connexions du liquide céphalo-rachidien qui baigne de tous côtés l'axe cérébro-spinal.

Après avoir ainsi présenté une série de considérations générales plus ou moins différentes au sujet en litige, M. Béclard s'est tourné ensuite directement vers la partie adverse et a dirigé ses critiques sur les principaux points suivants de son mèmoire.

Il lui a reproché tout d'abord d'avsir soutenu qu'il y a un espace libre péri-cérébral. — « Dans l'économie, « dit-il (p. 497), ont peut affirmer que dans le crâne, « aussi bien que dans la colonne vertébrale, il n'y a « pas de vide : tout y est plein. »

Il a affirmé ensuite que la surface corticale du cerveau ne pouvait se détacher de la face interne de la dure-mère (p. 498) ; — attendu qu'il est de règle à l'état physiologique que les séreuses sont toujours en contact, le feuillet viscéral ne peut se détacher du feuillet pariétal.

« Et, a-t-il dit en terminant, s'il y a dans la masse « cérébrale de très légers changements de volume, « isochrones soit avec les mouvements respiratoires, « soit avec les pulsations artérielles, ce sont des faits « nettement démontrés, tandis que les mouvements « de déplacement dont parle M. Luys ne sont ni dé- « montrés ni démontrables. »

C'est à ces objections que peuvent se résumer les critiques opposées par mon honorable contradicteur à l'ensemble de mon travail. Je ne parle pas, à dessein de l'expérience qu'il a citée et à laquelle il attribue une portée démonstrative ; celle du tube rempli d'eau fixé à la paroi crânienne d'un animal vivant : je la trouve insuffisante pour la démonstration du point en litige et ne s'adaptant pas au problème posé. Voici ma réponse.

M. Béclard me paraît dans cette controverse, qu'il me permette de le lui dire, avoir procédé plutôt par voie affirmative que par voie démonstrative.

C'est ainsi, qu'a propos du contact du cerveau avec la voûte du crâne, il affirme a priori, que cela est, et pour appuyer son assertion, il fait volontiers appel à un argument d'ordre mathématique.

« Pour que le cerveau dans la station verticale, dit« il, puisse se détacher de la voûte crânienne, il fau« drait une force considérable représentant environ « 200 kilog. (p. 497). » — Cette assertion me paraît tant soit peu téméraire, pour ne pas dire aventurée. Car, en définitive, elle n'est qu'une hypothèse décevante en présence de la brutalité des faits ; ainsi qu'on va le reconnaître dans le cour de ce récit.

Quoi que dise en effet M. Béclard contre l'espace libre péri-cérébral, cet espace il existe, c'est un fait acquis, et toutes les dénégations possibles ne feront rien contre son existence bien et dûment constatée, ainsi que je m'en suis assuré mainte et mainte fois.

Que M. Béclard fasse donc les expériences que j'ai faites et dont j'ai entretenu l'Académie dans la séance du 29 avril, qu'il transperce le crâne d'un sujet dans la position verticale, au niveau du vertex, qu'il injecte à travers ce trou, entre la paroi crânienne et la surface cérébrale, une matière coagulable et molle, du suif ou de la gélatine, par exemple ; — qu'il répète la même injection sur un autre sujet couché dans le décubitus dorsal, en perforant le crâne au niveau de la région frontale; et il verra comme moi, et comme toutes les personnes auxquelles j'ai présenté les pièces en question, que, dans le premier cas, la matière injectée s'est accumulée surtout au niveau du vertex, là où est le maximum d'espace libre ; la matière fusible s'étant répandue en couches décroissantes sur les parois déclives du cerveau ; — et que, dans le second cas, la même matière en fusion s'est accumulée au maximum là où l'espace vide était surtout développé, au niveau des régions frontales. — Preuves bien évidentes qu'il y a entre le cerveau et la boîte crânienne un espace libre péri-cérébral, et que cet espace libre varie comme situation et capacité suivant que la tête est verticale ou horizontale !

Voici encore une autre expérience non moins démonstrative et qui prouve d'une façon tout à fait topique les déplacements intra-crâniens de la pulpe cérébrale.

On m'a objecté que, dans mes premières recherches, à propos de cette fenêtre que j'avais pratiquée sur la paroi crânienne, je m'étais placé dans des conditions défectueuses et que j'avais ainsi provoqué des délabrements capables de masquer les résultats que je cherchais. — Dans un autre série de recherches j'ai réduit les délabrements expérimentaux au minimum ; — j'ai fait simplement, à l'aide d'une mèche, un trou à la paroi crânienne, au niveau de la région du vertex, capable de laisser passer une allumette. Cela fait, j'ai placé le sujet verticalement ; j'ai fait pénétrer à travers ce trou une petite tige de bois que j'ai implantée dans le cerveau. Puis au point de contact avec la paroi crânienne, j'ai fixé à cette tige de bois un petit curseur en carton. Alors je fais placer le sujet horizontalement : que se passe-t-il ? — Par l'effet naturel du déplacement de la masse cérébrale obéissant à l'action de la pesanteur, la tige de bois restant en place, on voit le petit curseur quitter son contact avec la paroi osseuse et faire saillie d'environ 5 à 6 millimètres, indiquant ainsi par son déplacement la présence de la masse cérébrale qui a reflué vers la portion déclive du crâne.

Cette expérience me paraît péremptoire.

Bien plus, ce point étant acquis au débat, n'est-il pas curieux de voir, à propos de la même question de l'espace libre péri-cérébral, M. Béclard être amené inconsciemment en faveur de mon opinion, et à reconnaître par la force naturelle des choses qu'il doit en être ainsi.

Il admet, en effet, avec tous les auteurs que la pulpe cérébrale contenue dans la cavité crânienne est soumise à de très petits mouvements de resserrement et d'expansion isochrones aux mouvements respiratoires et aux pulsations artérielles (p. 495 et 497). — Mais, voici où est l'aveu implicite; au point de vue de la physique pure, pour que ces mouvements de dilatation et de resserrement de la pulpe cérébrale aient lieu, il faut qu'il y ait dans la boîte crânienne une certaine place vacante et un espace libre variable entre le contenant et le contenu de l'encéphale. La conclusion est forcée, et, s'il y a du jeu entre le crâne et le cerveau, si le cerveau n'est pas bridé et immobilisé, comme le rein, par exemple, dans la région lombaire, la route est libre et le corps mobile inclus a la liberté et l'espace pour se mouvoir : c'est une question de simple logique.

En présence du résultat de la discussion et des arguments à priori qui m'ont été surtout opposés, j'avoue que je ne me sens pas encore ébranlé dans ma conviction, et mon honorable contradicteur m'accordera bien le droit de rester dans mes positions, et de préparer de nouvelles expériences, pour la défense d'idées personnelles auxquelles je tiens, et que jusqu'à présent j'ai tout lieu de considérer comme parfaitement exactes.

M. le professeur Sappey, dans une dissertation aussi méthodiquement exposée que savamment conçue, est venu à son tour combattre une partie de mes propositions, et en s'appuyant exclusivement sur le terrain anatomique, prêter l'appui de sa parole aux efforts du précédent orateur.

A-t-il réussi ? — A-t-il obtenu le résultat qu'il cherchait? J'ai de bonnes raisons pour en douter, et, tout en tenant la plume pour mon propre compte, je vais essayer de mettre sous son véritable jour, avec toute l'impartialité possible, la nouvelle phase du débat qui s'est engagé par son intervention.

M. Sappey, en véritable dialecticien, n'a pas voulu tout d'abord attaquer mon œuvre, il a commencé par préparer des arguments avec ordre et méthode, il a évolué savamment autour du sujet, en traitant une série de questions incidentes, très intéressantes en elles-mêmes, mais n'ayant malheureusement que des rapports de contiguité avec l'objet en litige.

C'est ainsi qu'il s'est complaisamment étendu sur les questions suivantes : « Quel était le poids cadavérique de l'encéphale (p. 551). — Quel est son poids physiologique (question mal définie, dont il n'a pas suffisamment fixé les termes). — Quels sont les rapports relatifs de l'encéphale et du liquide céphalo-rachidien dans la cavité du crâne? etc., etc. »

Ces considérations préliminaires ayant été très doctement exposées, l'orateur est entré, comme il le dit, à pleines voiles dans la discussion.

Nous allons exposer l'élément fondamental de sa démonstration; et néanmoins il nous plaît à dire qu'après avoir déployé une série d'arguments de nature variée, au service d'une dialectique très habile, mon honorable contradicteur a été amené tout inconsciemment à voir, sur un certain nombre de détails anatomiques, identiquement ce que j'ai vu, et à enregistrer des faits que j'avais enregistrés de mon côté. Si bien que malgré ce grand appareil de réfutation à fond, nous nous trouvons tous deux beaucoup plus rapprochés, et beaucoup plus près de nous entendre que nous n'en avions l'air.

Ainsi au sujet des rapports de la voûte du crâne et du

cerveau, M. Sappey a vu les choses absolument comme moi. Et certes, il a dû bien surprendre certains de nos collègues lorsqu'il a dit (p. 558 du Bulletin), — que la surface du cerveau n'était pas adhérente à la voûte du crâne; — que la distance qui les séparait était égale à 5 millimètres; — et que le liquide céphalo-rachidien n'était pas réparti à la base du crâne, mais bien particulièrement à la partie culminante des hémisphères en raison de sa densité propre.

Que l'on veuille bien noter que c'est là la proposition originale de mon travail que j'ai tout particulièrement accentuée, — l'isolement de la surface du cerveau de la voûte crânienne dans l'attitude verticale; et l'on se rappelle combien M. Béclard s'est prononcé contre cette proposition, alors qu'il a dit qu'il fallait le poids d'une colonne de mercure représentant plus de 200 kilog. pour arriver à ce résultat (p. 497).

M. Sappey, comme on vient de le voir, dévie tant soit peu des données de l'orthodoxie officielle en inclinant de mon côté, et il appuie son opinion, qui est aussi la mienne, sur ce fait anatomique : — l'absence d'empreinte corticale là où il n'y a pas contact entre le cerveau et la paroi du crâne, ainsi que sur la présence des mêmes empreintes dans les régions de la base là où précisément la masse cérébrale s'appuie par l'action de la pesanteur. — On voudra bien, dans l'équitable appréciation des arguments mis en action, compter ce témoignage comme un appui favorable à mon endroit.

Bien plus, mon honorable contradicteur ne dit-il pas plus loin avec une loyauté dont je lui sais grand gré (p. 560 à 561 du Bulletin), à propos de mes recherches « personnelles : L'expérience de M. Luys est exacte », « et plus loin : Avant de faire la contre-épreuve, j'incli- « nais du côté de M. Luys, j'étais disposé à croire que

« l'encéphale exécute de légers mouvements dans la « cavité crânienne. »

On voit donc par cet aveu que l'acquiescement de mon honorable contradicteur à mes conclusions n'est pas aussi éloigné qu'on pourrait le croire, d'après la multiplicité des arguments directs et indirects mis en avant pour me combattre. – Le point litigieux qui nous sépare roule uniquement sur un détail d'expériences que je vais expliquer.

Dans l'exposé de mes recherches j'ai dit en effet que le cerveau était susceptible de se déplacer verticalement de haut en bas, lorque le sujet passait de la position horizontale à la verticale. C'est là l'expérience directe, qui est facile à vérifier et que j'ai principalement accentuée. Or, M. Sappey me reproche de ne pas avoir fait l'expérience inverse, ce qu'il appelle la contre-épreuve, c'est-à-dire de ne pas avoir opéré sur un sujet en lui mettant la tête en bas, pour voir si réciproquement le cerveau dans cette situation nouvelle obéissait encore dans ses rapports intra-crâniens aux mêmes lois de la pesanteur, et s'il s'abaissait en un mot en sens inverse des données précédentes.

J'avoue que je n'avais pas cru devoir donner cette nouvelle expérience à l'appui de ma thèse, tant la conclusion me semblait naturelle; — après avoir en effet mis en lumière les rapports du cerveau et de la boîte crânienne soit dans la position verticale de la tête, soit dans le décubitus latéral droit et gauche, à l'aide de fenêtres pratiquées en différents points du crâne, j'avais négligé cette dernière contre-épreuve sciemment comme une superfétation inutile.

M. Sappey a profité habilement de la circonstance pour triompher facilement aux yeux de mes adversaires, et entraîner du coup leur conviction.

Pour répondre à cette nouvelle objection, j'ai donc dû me mettre de nouveau à l'œuvre et répéter cette expérience personnelle de M. Sappey qui consacrait définitivement à ses yeux le triomphe de ses opinions.

Je vais donc rappeler tout d'abord le dispositif de cette expérience si décisive aux yeux de M. Sappey, et qui cependant, quelque péremptoire qu'elle paraisse à première vue, n'en a pas moins, comme on va le voir, bien des côtés faibles qui la font considérer comme nulle.

Elle consiste à faire la décollation d'un sujet, et, la tête ayant été séparée du tronc, à oblitérer immédiatement le trou occipital, de façon à retenir prisonnier dans la cavité crânienne tout le liquide céphalo-rachidien.

Cela étant fait, on renverse la tête en sens inverse de la position naturelle, la région du vertex étant mise en dehors du bord de la table. On pratique une fenêtre au niveau du plafond de l'orbite, et on met à nu les régions orbitaires du cerveau.

Les choses ainsi disposées, que se passe-t-il? — Rien ne bouge, dit M. Sappey, et la substance nerveuse continue à être en contact avec la boîte osseuse, le cerveau ne descend pas. — Mais, vient on à donner issue au liquide céphalo-rachidien, immédiatement la scène change, le cerveau s'affaise de lui-même et tombe dans la cavité crânienne sous-jacente. C'est sur ce point seul que M. Sappey place tout l'effort de sa réfutation.

Mais, y a-t-il là les éléments d'une démonstration aussi péremptoire que mon honorable contradicteur semble le penser?

J'en appelle au bon sens et à l'esprit d'équité de tous ceux qui me liront.

Cette expérience, il faut bien le dire, est pratiquée dans des conditions extra-normales. Elle est artificiellement conçue, elle est contre nature. Par conséquent elle n'a pas la portée que son auteur veut bien lui donner.

En effet, M. Sappey procède dans cette démonstration en employant un facteur qui n'existe jamais dans les conditions régulières de l'organisme : — l'emprisonnement du liquide céphalo-rachidien, avec oblitération du trou occipital. Jamais cette condition n'est réalisée chez l'homme vivant; jamais le cerveau ne se trouve ainsi sous pression. Et il s'étonne qu'en établissant ainsi à l'intérieur du crâne un état nouveau de tension du liquide céphalo-rachidien, le cerveau pris dans un milieu anormal ne s'abaisse plus conformément aux lois de la pesanteur!

C'est le contraire qui eût dû le surprendre, car c'est la pression du liquide inclus qui vient troubler la marche naturelle des choses, et la preuve, admise par M. Sappey lui-même, c'est qu'en donnant issue à ce liquide, les choses rentrent dans l'ordre normal et l'abaissement du cerveau se reproduit spontanément, ainsi que je l'ai constaté.

Les conditions du problème ont donc été transformées, et il n'y a pas lieu d'être surpris s'il y a une différence entre les résultats signalés par M. Sappey et ceux que je vous demande la permission de vous exposer, et qui ont été conçus dans un tout autre esprit, avec le respect aussi complet que possible des conditions anatomiques normales.

J'ai commencé par placer le sujet sur lequel j'opérais en position horizontale dans le décubitus dorsal. Puis, après avoir décollé la peau du front et enlevé les parties molles de l'orbite, je mis à nu à gauche et à droite, le plafond de l'orbite; je fis sauter la lamelle osseuse de ce plafond, et je mis ainsi à jour les régions orbitaires de chacun des lobes cérébraux correspondants.

Cela fait, je pratiquai un peu au-dessus de l'arcade sourcilière, de chaque côté, un petit trou du volume d'une allumette, et par chacun de ces trous j'enfonçai une mince tige de bois, affrontant ainsi la face antérieure de chaque lobe cérébral et lui servant de plancher; puis, sans faire d'autre délabrement, je fis coucher le sujet sur une échelle, et lui mis la tête en bas, les pieds étant fixés à la partie supérieure de cette échelle.

Et alors, les yeux fixés sur la surface orbitaire du cerveau mise à jour et placée en contact avec mes points de repère, je vis d'une façon très nette, presque immédiatement, que ces surfaces cérébrales abandonnaient leur contact, et que cet écart pouvait approximativement être évalué à presque un centimètre, et qu'en même temps, à mesure que la masse cérébrale s'enfonçait, une légère quantité de liquide céphalo-rachidien (une petite cuillerée) suintait à la surface de la section. Des deux côtés, je constatai les même phénomène.

Le déplacement du cerveau de bas en haut était donc complet, et je puis dire que la contre-épreuve de ma première expérience, qui tenait tant au cœur de M. Sappey, a été largement fournie. Je puis donc confirmer le principe que j'avais avancé et qu'on a si vivement critiqué, le déplacement normal du cerveau de haut en bas aussi bien que de bas en haut.

L'expérience inverse fut immédiatement répétée, c'est-à-dire que le même sujet fut replacé en situation verticale, et je constatai encore, aussi nettement que possible, le retour de la masse cérébrale venant de nouveau se mettre en contact avec les petites tiges de bois qu'elle avait momentanément abandonnées; c'est-à-dire au niveau du plan correspondant au plafond de l'orbite

Enfin on m'a objecté que si mes expériences faites sur le cadavre pouvaient dans une certaine limite être acceptées, il leur manquait un contrôle indispensable, celui d'expérimentations pratiquées sur des animaux vivants.

Sur ce point la réponse, comme on va le voir, a été péremptoire, et a tourné à la confusion de mes contradicteurs.

Alors en effet que je me trouvais attaqué par un physiologiste, qui, essayait de réduire à néant mes propositions, voilà qu'un autre physiologiste de l'Académie, M. le professeur Colin (d'Alfort), dont tout le monde reconnaît en ces matières la haute compétence (ayant pris quelque intérêt sans doute à mon travail) l'a jugé digne d'être contrôlé.

Il s'est donc mis à l'œuvre et a institué des expériences sur des animaux vivants destinées à faire la lumière sur ce débat. Et, chose inattendue! il est venu confirmer la thèse que je soutiens sur la locomobilité du cerveau.

« La locomotion du cerveau est réelle, dit-il, à tous les âges et chez tous les animaux vivants. » Il a vu, lui, les déplacements du cerveau, il les a vus, dis-je, s'opérer sur l'animal vivant, comme moi je les ai vus sur le cadavre. Et certes, pour tout esprit flexible et libre dans ses allures, une série d'expériences aussi inattendues, faites à mon insu, sont en l'espèce un contrôle bien plus efficace que toutes les expériences personnelles que j'aurais moi-même entreprises.

Je passe donc la parole à mon honorable collègue, et je transcris, extrait du bulletin officiel de l'Académie, le récit de ses observations. — Quand on aura lu cette page si péremptoirement affirmative, suivie de la seconde réponse (page 504 du même bulletin), j'espère que mes lecteurs seront amenés à se demander ce qu'il reste des attaques dirigées contre les idées nouvelles que j'ai soutenues dans ce travail — *verba et voces.*

M. Luys, dit M. Colin, est dans le vrai en affirmant que le cerveau peut se déplacer dans le crâne par l'action de la pesanteur, car le cerveau a un volume inférieur à la capacité de la cavité crânienne.

— Si sur le cadavre le vide est appréciable, il l'est aussi quoique beaucoup moins sur l'animal vivant. C'est surtout en arrière, au contour occipital des hémisphères et au bord interne de ces hémisphères près du sinus falciforme, que ce vide est sensible sur les grands animaux, comme le cheval et le bœuf. La locomotion du cerveau est réelle à tous les âges et sur tous les animaux. Elle l'est sur le cheval, sur les grands ruminants, sur le mouton et moins sur les espèces plus petites, surtout vers la tente du cervelet et le grand sinus falciforme. — Une toute petite fenêtre ovale à deux ou trois ouvertures de trépan permet de le constater. On voit alors sur le mouton une circonvolution ou une division vasculaire prise pour point de repère, descendre, monter, se porter en dedans ou en dehors, suivant que la tête est baissée ou relevée, inclinée à droite ou à gauche. — Cette locomotion est absolument indépendante du mouvement de soulèvement et d'affaissement subordonné à la respiration et aux pulsations artérielles. Elle cesse dès que la tête devient immobile tandis que les autres mouvements persistent sans aucunes modifications. »

Bulletin de l'Académie de Médecine. — (Séance du 1er Avril 1884.) p. 459 et 460.

Dans le même ordre d'idées, il est encore intéressant de noter, au point de vue de la défense de mes opinions, que si elles ont trouvé dans la personne de M. Colin (d'Alfort) un appui aussi efficace qu'inattendu, elles ont encore rayonné en dehors du monde scientifique officiel, et suscité dans un autre milieu, des vérifications concordantes.

Il me suffit de citer le mémoire de M. le Dr Gavoy, médecin-major à l'hôpital militaire de Versailles, inséré dans le présent numéro de l'*Encéphale.* L'auteur déjà connu par des travaux très estimés d'iconographie cérébrale n'a pas hésité à vérifier mes expériences. Il les a pleinement confirmées, et, bien plus, les résultats obtenus par lui à l'aide d'un dispositif spécial de son invention arrivent à préciser encore mieux que je ne l'ai fait, la mesure des amplitudes de la masse cérébrale sous la calotte crânienne dans les différentes positions de la tête. — Je n'insiste pas sur la valeur de ce témoignage aussi indépendant qu'inattendu, et qui prouve combien les faits observés en dehors de toute idée préconçue comportent en eux-mêmes un caractère d'authenticité indéniable (1).

Je laisse de côté toutes les questions incidentes qui ont été soulevées, soit dans les discours académiques, soit dans la presse médicale. Entre autres arguments bizarres qui ont été mis en avant, n'a-t-on pas été jusqu'à dire que c'était un bienfait providentiel que le cerveau ne fut pas mobile, dans sa boîte osseuse. Car les oscillations qu'il aurait présentées ainsi que le ballotement auquel il aurait été assujetti nous eussent jetés dans de perpétuelles angoisses.

On a invoqué encore l'influence de la pression atmosphérique s'exerçant sur la pulpe cérébrale pour produire

(1) L'examen anatomique fait quelques heures après la décapitation du supplicié Campi, par le Dr Laborde, dans le laboratoire de la faculté, vient donner un nouvel appui aux problèmes anatomiques que je viens d'exposer :

« Grâce à une fenêtre frontale que nous avions pratiquée, dit-il, nous « étions si bien en situation d'observer le phénomène dont il s'agit (le « déplacement du cerveau) qu'il nous a tout de suite sauté au yeux ; la « tête étant placée verticalement et reposant sur la surface de section « verticale, nous apercevions distinctement entre la surface de sub- « stance cérébrale et la paroi interne de la boîte crânienne un vide, une « distance relativement considérable d'au moins cinq millimètres. « Lorsque prenant cette tête à deux mains on la renversait doucemen « dans le sens contraire, c'est-à-dire de façon à tourner en haut la « base cervicale, et en bas le sommet crânien, sans jamais perdre de « vue la petite fenêtre, on voyait manifestement se rapprocher et « comme tomber peu à peu la surface nerveuse, jusqu'au contact « complet de la surface osseuse, de façon à boucher le plan interne « de notre fente, il suffisait de recommencer le renversement opposé « de la tête pour reproduire aussitôt le vide et l'éloignement en ques- « tion. L'expérience a pu être répétée à volonté, toujours avec des « résultats invariables constatés par tous les assistants, notamment « par le professeur Béclard. »

(*Revue scientifique* no 25, 21 juin 1884, page 780, deuxième colonne.)

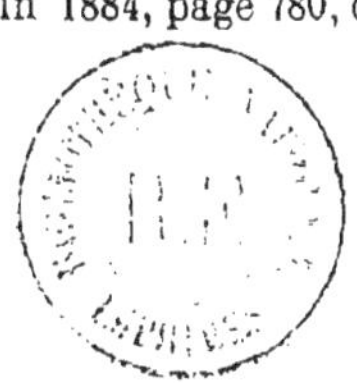

l'affaissement vertical du cerveau aussitôt qu'un trou quelconque a été pratiqué sur la paroi crânienne, sans qu'on se soit expliqué sur le mécanisme de cette influence spéciale que l'on invoque ainsi à priori. Car si la pression atmosphérique exerçait une action, il y aurait un véritable vide sous la calotte crânienne et alors au moment où l'on perce un trou dans le crâne il devrait y avoir un sifflement annonçant la rentrée de l'air. — Qui donc a jamais entendu ce sifflement? — On a encore, pour expliquer l'affaissement du cerveau dans l'attitude verticale invoqué l'action aspiratrice du liquide céphalo-rachidien, qui de nouveau refluant en bas vers le canal rachidien, ne soutiendrait plus le cerveau dans le crâne et le laisserait affaissé sur la base. — On a encore parlé de la topographie du liquide céphalo-rachidien, de la dilatation compensatrice des ventricules latéraux, et de beaucoup d'autres inutilités dont je n'ai pas à faire l'énumération. Ce sont là des phrases creuses que l'on rencontre partout où les hommes sont réunis en assemblées, et qui sont particulièrement propres à tous ceux qui automatiquement entraînés à parler quand même, le font d'autant plus qu'ils connaissent moins les éléments du sujet en litige. — Bien heureux sont les assistants, quand en outre de leurs stériles et solennelles élucubrations, ils ne viennent pas envenimer les débats par l'explosion de leurs animosités latentes.

Je n'insiste pas sur ces simples réflexions et j'arrive pour finir à formuler ainsi mes conclusions :

1° Oui, il y a un espace libre péri-cérébral, à l'état normal, entre le cerveau et son enveloppe osseuse; et cet espace libre rempli par le liquide céphalo-rachidien, *existant toujours, quoi qu'on dise, sur le cadavre,* est susceptible de se déplacer suivant les différentes attitudes de la tête. Les pièces remplies de matière coagulable que j'ai présentées à une des dernières séances de l'Académie en font foi ;

2° C'est aux dépens de cet espace libre que le cerveau est amené passivement à se déplacer dans des limites très restreintes (5 à 6 millimètres) suivant les différentes attitudes de la tête ; car, d'une part, il est d'un volume moindre que la cavité crânienne dans laquelle il est enserré; et, d'autre part, la présence de la membrane séreuse, l'arachnoïde, dont on n'apprécie pas suffisamment la destination physiologique, favorise ces mouvements de glissement dans les différents sens.

L'expérience de M. Sappey, modifiée dans son dispositif, loin de déposer contre l'exactitude de mes recherches, vient, au contraire, mettre en valeur ce qu'elles ont de bien fondé. Je persiste donc dans mes conclusions du début, que je ne trouve nullement ébranlées par les arguments plutôt théoriques que pratiques qui leur ont été généralement opposés.

La question de la locomobilité, dans des limites restreintes, de la masse cérébrale sous la calotte crânienne a été posée et résolue au point de vue purement anatomique, c'est là un fait acquis pour lequel je désire fixer les esprits et prendre date.

Au point de vue physiologique, si elle n'est pas encore franchement acceptée par tous les physiologistes du monde officiel, il faut bien reconnaître qu'elle a rencontré un défenseur autorisé, et que, grâce aux expériences directes de M. Colin (d'Alfort) elle a fait un grand pas.

Sur cette question de la locomobilité intra-crânienne du cerveau, la discussion est ouverte, il faut savoir attendre que les idées nouvelles qu'elle renferme aient fait mystérieusement leur chemin dans les esprits et qu'elles aient suffisamment mûri. — Je laisse au temp le soin de faire prévaloir la vérité.

Le Mans. — Typ. Ed. Monnoyer. — Juil. 84.

Travaux de M. LUYS, chez les mêmes Editeurs

ICONOGRAPHIE PHOTOGRAPHIQUE DES CENTRES NERVEUX

1873, 2 vol. in-4, comprenant 71 pl. photographiées et 68 schémas, et 86 pages de texte descriptif et explicatif. Cartonné. Prix................ 150 fr.

ÉTUDES DE PHYSIOLOGIE et DE PATHOLOGIE CÉRÉBRALES

Des actions réflexes du cerveau dans les conditions normales et morbides de leurs manifestations. 1874, in-8, avec planches..... 5 fr.

LEÇONS SUR LA STRUCTURE et LES MALADIES DU SYSTÈME NERVEUX

1875, in-8, 80 pages avec une planche............. 3 fr.

TRAITÉ PRATIQUE et CLINIQUE DES MALADIES MENTALES

1 vol. in-8, 700 pages, avec 30 fig. intercal. dans le texte et 10 pl........... 20 fr.

RECHERCHES SUR LE SYSTÈME NERVEUX CÉRÉBRO-SPINAL

Sa structure, ses fonctions et ses maladies
1865, 4 vol. gr. in-8 de 660 p.
avec un atlas de 40 planches dessinées d'après nature par l'auteur
et lithographiées par Léveillé
Ouvrage couronné par l'Académie des sciences
Figures noires : 35 fr. Figures coloriées : 70 francs.

Études d'histologie pathologique sur le mode d'apparition et l'évolution des tubercules dans le tissu pulmonaire, thèse de Paris, 1857, in-4.

Du Microscope, de ses applications à l'anatomie pathologique, au diagnostic et au traitement des maladies. Mémoire récompensé par l'Académie de Médecine en 1856.

Doit-on admettre une fièvre perpuérale? thèse pour l'agrégation présentée à la Faculté de Médecine de Paris, 1860.

Des maladies héréditaires, thèse pour l'agrégation, présentée à la Faculté de Médecine, 1863.

Études de Morphologie cérébrale. *Les cours morphologiques et histologiques de l'Idiotie.* (*L'Encéphale,* 1881, p. 32, avec 2 planches.)

Contribution à l'étude anatomo-pathologique de l'idiotie. (*L'Encéphale,* 1881, page 198, avec une planche.)

Des formes curables de l'aphasie. De l'ataxie et de l'hémiplégie verbales. (*L'Encéphale,* 1881, page 181.)

Recherches nouvelles sur les hémiplégies émotives. (*L'Encéphale,* 1881, page 378, avec 2 planches.)

Contribution à l'étude des lésions du quatrième ventricule dans la diabète spontanée. (*L'Encéphale,* 1882, page 8.)

La folie doit-elle être considérée comme une cause de divorce, discours prononcé à l'Académie de Médecine, discours du 30 mai 1882. (*L'Encéphale,* 1882, page 214 et 439.)

Des conditions somatiques de la surexcitation nerveuse. (*L'Encéphale,* 1882, page 599.)

Les projets de réforme relatifs à la législation sur les aliénés, discours prononcé à l'Académie de médecine. (*L'Encéphale* 1884, tirage à part.)

De la Locomobilité ou des changements de position du Cerveau, suivant les différentes attitudes de la tête. Mémoire lu à l'Académie de Médecine, 1884, avec une planche lithographiée.

Le Mans. — Typ. Ed. Monnoyer. — Juillet 84.

BIBLIOTHEQUE NATIONALE DE FRANCE
3 7531 03287091 8

www.ingramcontent.com/pod-product-compliance
Ingram Content Group UK Ltd.
Pitfield, Milton Keynes, MK11 3LW, UK
UKHW020440220726
13923UKWH00005B/2244

9 782016 140925